Katja Behnsen

Der kleine Leprechaun

DER

KLEINE

LEPRECHAUN

Bibliografische Information der Deutschen Nationalbibliothek:

Die Deutsche Nationalbibliothek verzeichnet diese Publikation in der

Deutschen Nationalbibliografie; detaillierte bibliografische Daten sind im

Internet über

< http://dnb.d-nb.de > abrufbar.

Herstellung und Verlag: Books on Demand GmbH, Norderstedt

ISBN: 978-3-8391-9558-1

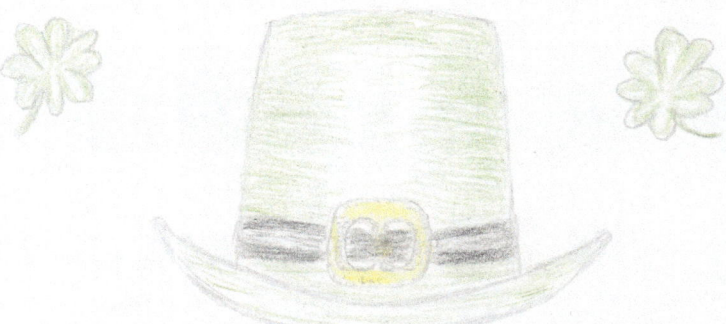

Leprechauns sind alleinlebende irische Naturgeister, die eher zum Zwergenvolk als zum Feenvolk gehören. Sie sind oft Schuhmacher der Feen, aber genauso deren Geldverwalter. Durch ihren Fleiß gelangen sie zu großen Reichtümern, die sie gut verstecken und bewachen. Menschen gegenüber sind sie im Allgemeinen misstrauisch, da diese oft versuchen ihnen ihre Reichtümer zu stehlen. Sie sind vom Wesen her gutmütig und spielen den Menschen gern lehrreiche Streiche. Wie alle Naturgeister leisten auch sie wertvolle Beiträge zum Erhalt der Natur.

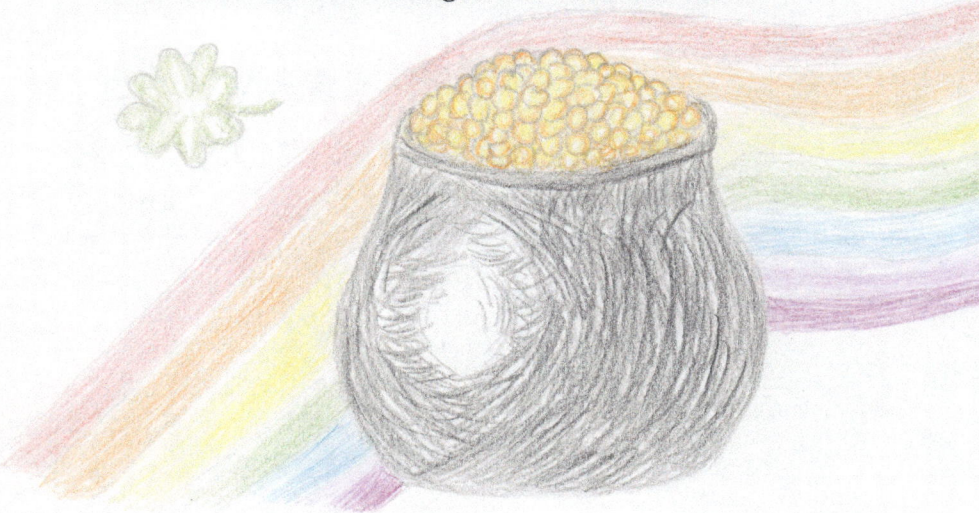

Der kleine Leprechaun

Der kleine Leprechaun war über 600 Jahre alt. Er lebte in einem irischen Eichenwald, nahe bei Killarney. Die Bäume waren dort oft noch viel älter als er. Er wohnte in einer Eiche, die fast 800 Jahre alt war. Er war königlicher Schuhmacher der Feen. Iubdan, König der Leprechaun hatte ihn selbst vor über 400 Jahren dazu berufen, da er die schönsten und zierlichsten Schuhe im Feenreich zu machen verstand. Dadurch war er zu einigem Wohlstand gelangt. Er liebte die Natur und die Tiere über alles. Er half ihnen, wo immer er konnte. Ob Reh, Hase, Wildschweine, Eulen, Vögel, Mäuse, mit allen war er aufs innigste verbunden – und wurde von allen geliebt und verehrt. Waren Tiere krank oder verletzt, kamen sie zu ihm. Sie wussten, dass er aus geheimen Rezepten Heilmittel für sie herstellen konnte. In hellen Mondnächten spielte der kleine Leprechaun gern für die Tiere auf seiner Flöte zarte und geheimnisvolle Melodien. Alle Tiere versammelten sich dann im Kreis um ihn und lauschten andächtig seinem wundervollen Spiel. Eines Tages musste der Leprechaun sein Heim für einige Zeit verlassen. Er hatte einen besonderen königlichen Auftrag erhalten. Er besuchte ältere und einige kranke Feen in deren Heimen, um dort ihre Schuhe zu reparieren. Dieser Auftrag nahm einige Zeit in Anspruch. Und als der Leprechaun wieder zuhause ankam, bekam er einen ziemlichen Schock. Mitten in seinem urtümlichen Wald, zwar etliche hundert Meter von der Eiche, in der er wohnte entfernt, hatte jemand ein kleines Haus errichtet. Es war weiß und hatte eine Veranda. Der Leprechaun war tief bedrückt. Mußten diese Menschen, die oft so laut und rücksichtslos und verlogen waren, in seine heile Welt eindringen? Er war sehr trickreich, wenn es galt, sie zu verscheuchen. Er mochte die Jäger nicht, die seine tierischen

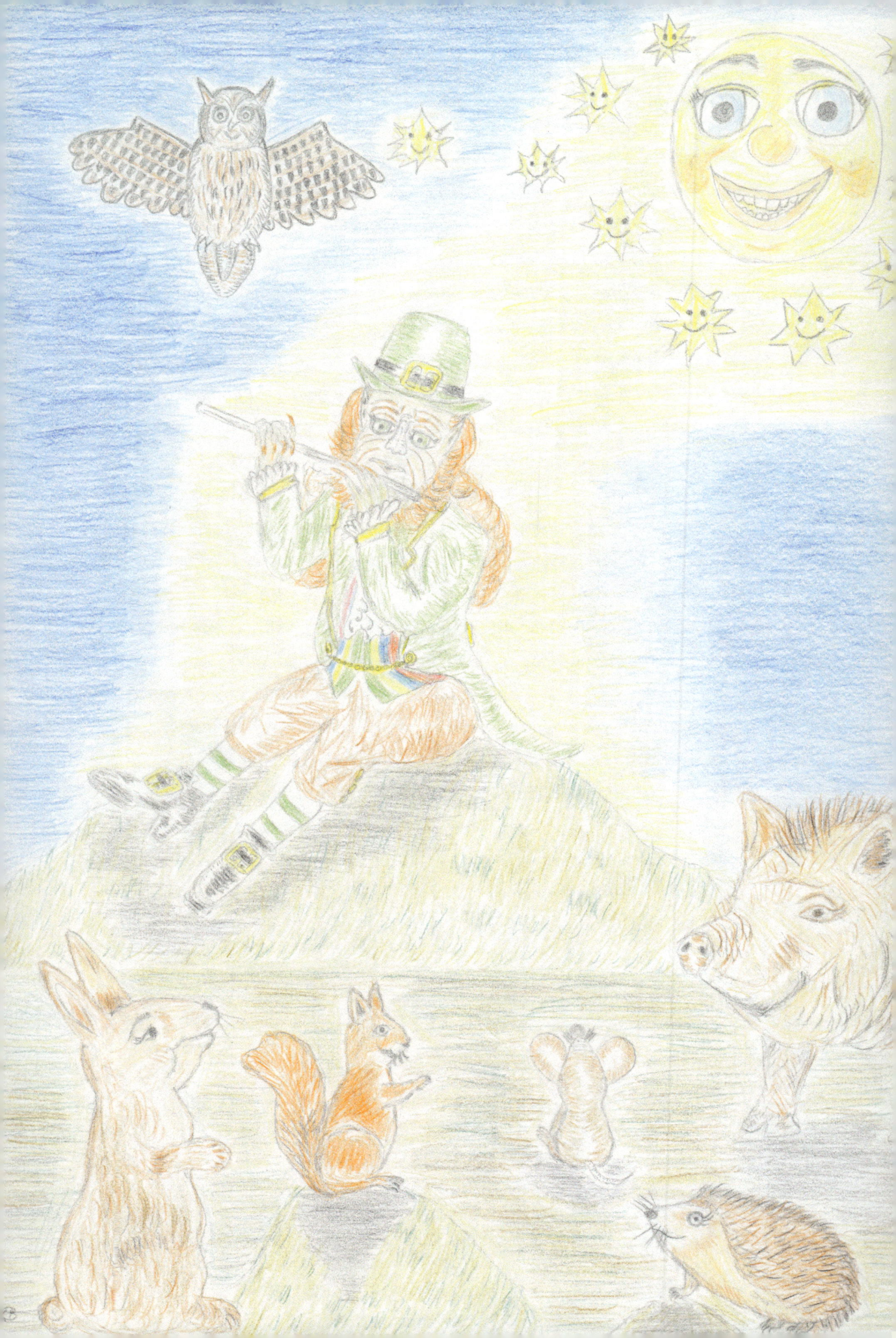

Freunde erschossen. Sicher, Jäger musste es geben, manchmal vermehrten sich bestimmte Tierarten zu stark und schädigten die Ernten. Auch wenn Tiere sehr alt, verletzt oder unheilbar krank waren, und er nicht mehr helfen konnte, war der erlösende Schuss des Jägers eine Hilfe. Aber ansonsten war der Leprechaun immer bestrebt, Menschen, die sich laut in „seinem Wald `` ausleben oder ihren Müll bei ihm entsorgen wollten, wegzuekeln. Fassungslos schielte er immer wieder zu dem Häuschen herüber. Zu sehen war niemand. Wie viele Menschen mochten dort leben? Am Abend besuchte ihn seine alte Freundin Frau Eule. Er schüttete ihr sein Herz aus, und sie erzählte ihm was sie gesehen hatte. Kurz nachdem der Leprechaun abgereist war, hatten große Maschinen den Waldboden aufgerissen und Rohre verlegt. Danach war das Haus, in mehrere Fertigwände zerlegt, angeliefert worden. In nur einem ganzen Tag hatte man es aufgebaut. Die Besitzer waren ein Mann, eine Frau – an Menschenjahren noch nicht so alt - mit ihrer kleinen Tochter. Den Bauarbeitern sagten sie beim Richtfest, sie wären glücklich, jetzt endlich in Ruhe und Frieden und Harmonie mit der Natur leben zu können. Dem Leprechaun fiel ein Stein vom Herzen. Jetzt war er neugierig mehr über diese drei Menschen zu erfahren. Frau Eule erzählte: „ morgens fahren alle drei in einem Auto fort, das aussehe wie ein Käfer. Es knattert beim Anfahren, und alle Familienmitglieder sprechen mit diesem Gefährt, als ob es lebendig wäre. Sogar einen Namen hat es: Herbie! Nachmittags kommen alle drei zur gleichen Zeit zurück. Die Eltern arbeiten zusammen in der Stadt, die Tochter geht dort zur Schule. Dann sitzen sie gern auf der Veranda. Lärm sei nicht von ihnen zu hören. Die Tochter spielt gern an dem kleinen Bach, in der Nähe des Hauses. Sie liebt Feenmärchen, die die Eltern ihr beim Einschlafen vorlesen."

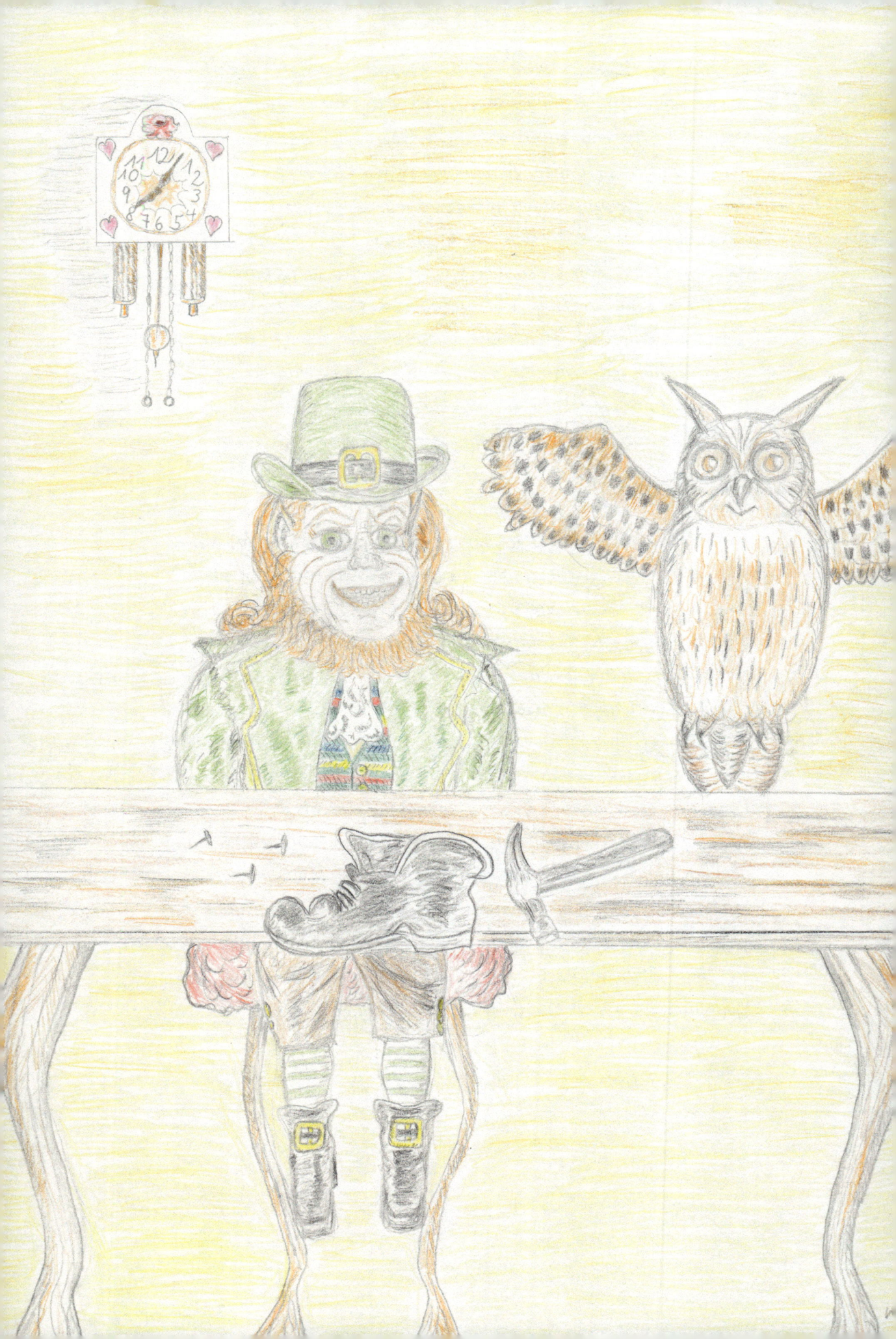

Dann verabschiedete sich Frau Eule. Der Leprechaun bedankte sich und legte sich getröstet zur Ruhe. Alle er am nächsten Morgen fleißig beim Schuhe reparieren saß, hörte er plötzlich ein zartes Knattern. Er machte sich unsichtbar, schwebte auf den Weg vor seiner Eiche, gerade noch rechtzeitig, um ein rundliches beiges Gefährt, an sich vorbeifahren zu sehen. Darin saßen ein junger Mann mit blonden Haaren, dieser lenkte das Gefährt. Neben ihm saß eine junge Frau, die sanft lächelte. Sie hatte langes braunes Haar und ein schönes Kleid mit Rosen darauf an. Hinter ihr saß ein kleines Mädchen, das ebenfalls lächelte und ihr aufs Haar glich. Das waren die Bewohner des Hauses! Jetzt hatte der Leprechaun die Gelegenheit, sich ungestört ihre Behausung anzusehen. Und das tat er auch. Er schwebte durch die Ritze eines gekippten Fensters in ein kleines helles Häuschen, das sehr freundlich und ordentlich eingerichtet war. Am meisten gefiel ihm das Zimmer des kleinen Mädchens. Es hatte eine Rosentapete. Bett, Stühle, und recht viel Spielzeug waren in rosa gehalten. Auf der Tapete fanden sich einige Feenwesen wieder. Ebenso schwebten unter der Deckenlampe Feen, und einige standen als Figuren in den Regalen des kleinen Mädchens. Sie besaß auch viele niedliche Plüschtiere. Ein freudiger Schreck durchfuhr den Leprechaun, als er auf ihrem Schreibtisch einen ca. 40 cm großen Plüschleprechaun entdeckte, der ihm fast aufs Haar glich. Er zauberte eine kleine Feenmünze, mit einem vierblättrigen Kleeblatt darauf, das Glück bringen sollte, und legte sie dem kleinen Leprechaun in den Schoß. Sicher würde sich das kleine Mädchen darüber freuen. Getröstet schwebte er in seine Eiche zurück und arbeitete fleißig an seinen Schuhen weiter. Mittags richtete er sich eine appetitliche Gemüseplatte, die er unsichtbar – im Schatten seiner Eiche verspeiste. Danach hielt er einen kurzen Mittagsschlaf, wobei er einige Male zart schnarchte.

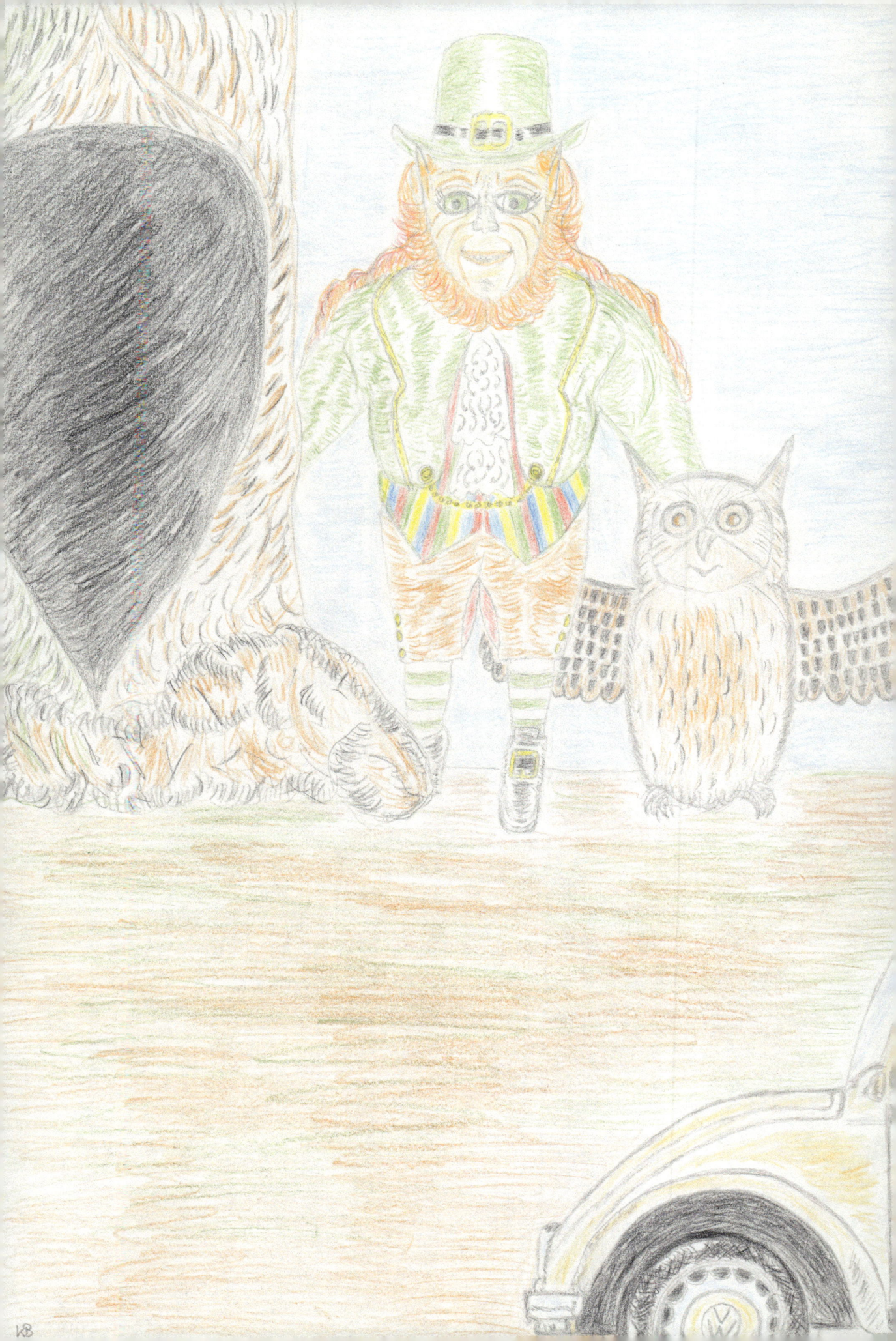

Schließlich führte er seine Arbeit weiter. Am Nachmittag genoss er seine kleine Teestunde. Plötzlich vernahm er wieder ein zartes Knattern. Das kugelige beige Gefährt brachte die Familie nachhause. Das kleine Mädchen sprang fröhlich vorweg. Kurze Zeit später hörte man in der Küche Töpfe klappern. Leider zog sich der Himmel rasch zu, es begann zu regnen, und die Familie kam nicht mehr auf die Veranda heraus. Als der Leprechaun seine Schuhreparaturen für den Tag beendet hatte, konnte er es sich nicht verkneifen, unsichtbar vor das Fenster des kleinen Mädchens zu schweben, um zu schauen, mit was sie gerade beschäftigt war. Augenscheinlich hatte sie gerade ihre Schularbeiten beendet. Sie packte ihre Schultasche und summte ein Lied dabei. In ihrem schönen rosa farbenen Kleidchen und mit ihren langen braunen Locken sah sie wie eine kleine Elfe aus. Dann wandte sie sich ihrem Plüschleprechaun zu. „Was hast du denn da?" fragte sie ihn liebevoll und betrachtete erstaunt die Glücksmünze, die der Leprechaun ihm in den Schoß gelegt hatte. „Eine Feenmünze?" murmelte sie erstaunt. Sie drückte ihren Leprechaun ganz zart an sich, wobei sie ihm die Münze zeigte. Dann küsste sie seine Bäckchen, kämmte sein schönes lockiges Haar und sagte: „Hier wohnen wirklich Elfen und Feen. Papa hatte recht. Ich möchte so gern mit einer Fee oder einem Elfen eine Freundschaft haben. Es gibt dich also in echt, mein süßer kleiner Leprechaun." Sie drückte den Kleinen ganz liebevoll an sich. Draußen vor dem Fenster musste der echte Leprechaun lächeln. Eine Freundschaft mit dem kleinen Mädchen konnte er sich gut vorstellen. Die Kleine sagte gerade drinnen zu ihrem Liebling: „ich werde Feennahrung aufstellen. Papa hat gesagt, alles was weiß ist, also: Milch, Zucker, Weißbrot, lieben die Feen - und kommen mich besuchen. Gleich heute Nacht werde ich das ausprobieren." Der Leprechaun schwebte zurück in seine Eiche und freute sich schon

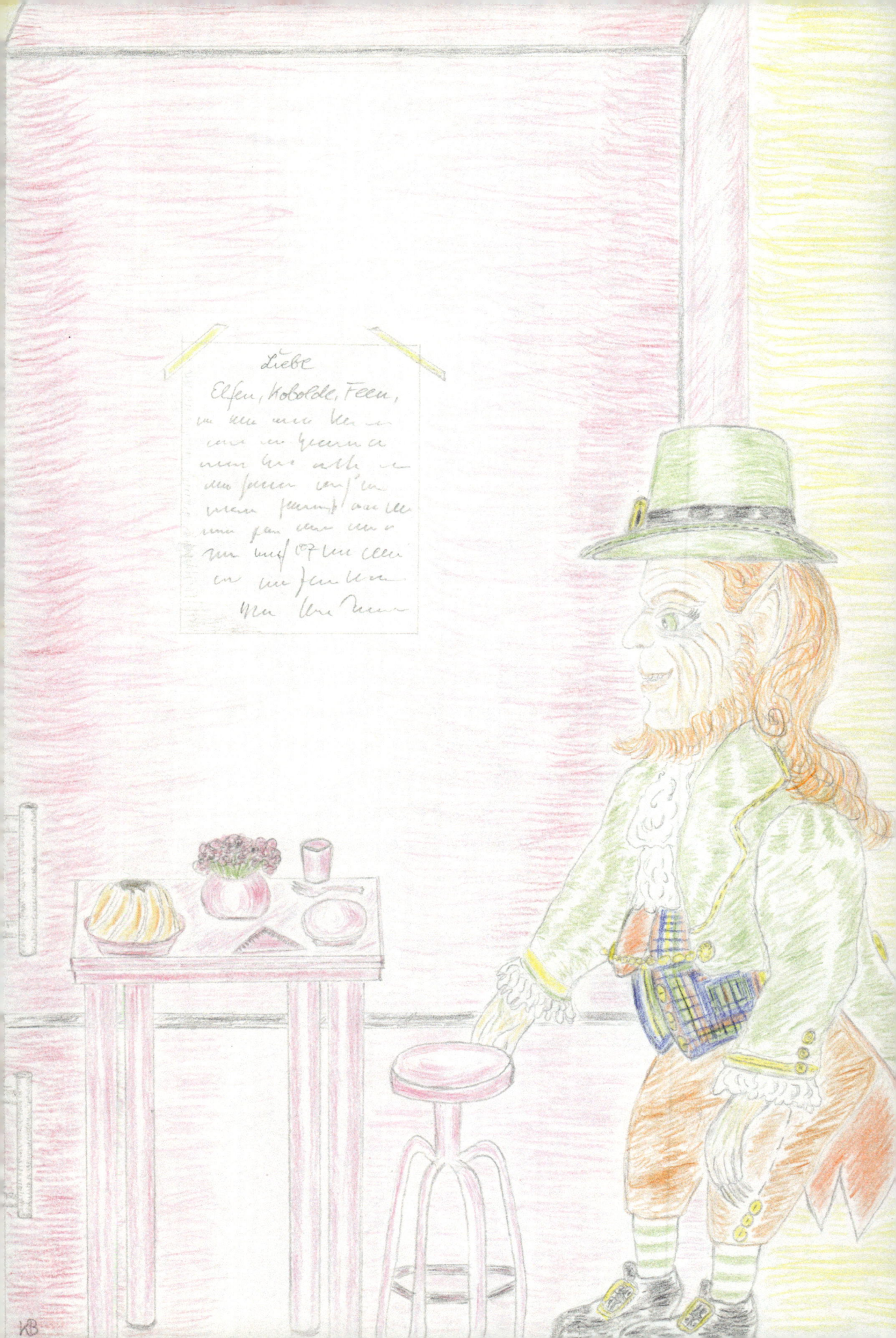

auf die nächste Nacht. Mal sehen, was das kleine Mädchen für ihn vorbereiten würde. Überraschend besuchten ihn drei befreundete Kobolde. Sie wollten Schuhe repariert haben und hatten ihm Wein und Petit fours mitgebracht. Es wurde eine fröhliche Runde. Als sie gegangen waren, legte sich der Leprechaun etwas zur Ruhe. Gegen Mitternacht wachte er auf, begab sich sogleich in sein kleines schnuckliges Badezimmer, um sich für seinen Besuch bei dem kleinen Mädchen nett herzurichten. Sie sollte den besten Eindruck von ihm und der Feenwelt bekommen. Als er sein rotes gelocktes Haar perfekt frisiert hatte, musste er schmunzeln. Denn so sah er fast aus wie der kleine Plüschleprechaun. Er machte sich auf den Weg, und konnte wie am Vortag, problemlos und unsichtbar, durch ein gekipptes Wohnzimmerfenster schlüpfen. Alles war ganz still. Er war im Esszimmer der Familie gelandet. Dann entdeckte er einen kleinen Gang, der am Ende durch ein schwaches Licht beleuchtet wurde. Dort ging es wohl zur Küche. Vorsichtig folgte der kleine Leprechaun dem Licht. Und tatsächlich! Er betrat eine kleine gepflegte Küchenzeile, an deren Ende ein großer Kühlschrank stand. An dessen Tür war ein Schild befestigt, auf dem stand: "Liebe Elfen, Kobolde, Feen, an alle Naturgeister, die hier wohnen! Ich bin Willie und 12 Jahre alt. Wer sich mit mir befreunden möchte ist herzlich willkommen. Den Kuchen im Kühlschrank habe ich nur für Dich gebacken. Die Milch sollst Du dazu trinken. Guten Appetit! Wann können wir uns mal kennenlernen?" Eure Willie. Vor dem Kühlschrank stand ein winziger rosafarbener Tisch, mit einer passenden Tischdecke, einem kleinen rosigen Tellerchen darauf, einer Gabel, einem Messer, einem kleinen Glas, rosa Servietten und einem zierlichen Stühlchen, gerade so groß, dass der Leprechaun, der ja nur wenig größer als ein Meter war, darauf Platz nehmen konnte. In der Mitte des Tisches stand eine süße Kugelvase mit 20 winzigen Rosen darin. Das Licht kam aus einem gläsernen Windlicht, das die kleine Willie extra entzündet hatte. Der kleine Leprechaun öffnete vorsichtig den Kühlschrank und entdeckte einen weißen leckeren Topfkuchen und einen Milchkrug. Leise nahm er beides heraus, schnitt den Kuchen auf und setzte sich manierlich an das kleine Tischchen. Der Kuchen schmeckte so gut, dass er alles darüber vergaß. „Lecker", sagte er zu sich und begann zu schmatzen. Davon wurde die kleine Willie wach, deren Kinderzimmer genau neben der Küche lag – und die ihre Tür extra angelehnt hatte. Gespannt lauschte sie im Dunkeln auf das sich wiederholende Schmatzgeräusch. Ihr kleiner Leprechaun lag neben ihr im Bett. Vorsichtig stand sie auf und lugte durch ihre angelehnte Tür. Was für ein unglaublicher Anblick bot sich ihr da! Ein anmutiges kleines Männlein, moosgrün gekleidet, mit einem eleganten Gehrock, einem grünen Hut mit goldener Schnalle, leuchtend grünen Augen, vier Falten auf jedem Bäckchen, wundervollen roten gelockten Haar, einem ebensolchen Bart, grün weiß geringelten Socken, und den glänzendsten schwarzen Lackschuhen, mit goldenen Schnallen darauf, die man je gesehen hatte, saß an dem kleinen Tischchen und futterte fröhlich schmatzend den kleinen Kuchen. Dabei schloss es immer wieder genießerisch die Äugelein. Der kleinen Willie wurde es ganz warm ums Herz. Ein Leprechaun saß da in ihrer Küche! Ihr Herz begann vor Aufregung laut zu klopfen. Unter ihre Nachricht, die sie an die Kühlschranktür gehängt hatte, hatte er eine Antwort geschrieben. „Mir passt jeder Tag zum Kennenlernen, gern um Mitternacht." Las Willie leise. Der Kleine hatte den Kuchen aufgegessen und trank sein Glas Milch aus. Dann machte er ein zartes Bäuerchen. Willie war längst lautlos auf ihren Knien aus der Zimmertür herausgekrochen. Sie überlegte fieberhaft, wie sie ihn ansprechen

16

könnte – ohne ihn zu erschrecken oder gar zu vertreiben. So kroch sie vorsichtig um die Küchenanrichte herum und sah gerührt, wie er sein benutztes Geschirr ordentlich übereinander stellte und sogar die Krümel vom Tisch wegwischte. Er räumte es auf die Spüle, rückte den kleinen Stuhl ordentlich an den Tisch, zauberte eine Elfenmünze hervor, die er auf das Tischtuch legte und drehte sich langsam um. Da erschrak er erst einmal ordentlich, denn auf dem Boden vor ihm saß die kleine Willie im Nachthemd, die ihn erwartungsvoll und treuherzig anlächelte. Einige Sekunden herrschte erstaunte Schweigen. „Guten Abend",   sagte der Leprechaun. „Du bist Willie?" „Ja, das bin ich", sagte Willie. „Und du?" „Ich bin der Leprechaun", antwortete der kleine Leprechaun. „Hast du auch einen richtigen Namen ?" „Vincent, der Erste", erwiderte der Leprechaun. „Das ist ein schöner Name", meinte Willie. " Und du bist ein besonders schöner Leprechaun." „Danke", antwortete der Leprechaun geschmeichelt und wurde etwas rot. „Dein Kuchen war ganz ausgezeichnet." „Danke", sagte die kleine Willie. „Darf ich dir mein Zimmer zeigen ?" „Aber gern", antwortete der kleine Leprechaun. Er kannte ja ihr Zimmer schon, aber es war sehr hübsch, sich alles von der kleinen Willie nochmal erklären zu lassen. Was für niedliches Spielzeug sie doch hatte! Eine zauberhafte kleine Küche, mit rosa farbenen Geschirr in einem Wandschrank, jede Menge possierliche Plüschtiere und Puppen, viele Gesellschaftsspiele. „Mein Liebling ist der kleine Leprechaun hier." Sie zeigte dem Leprechaun ihren kleinen Plüschleprechaun. „Er ist mein ein und alles und schläft auch neben mir", erklärte sie stolz. „Ich habe nie Alpträume und fühle mich immer beschützt." Leider wurde die kleine Willie bald sehr müde, der Leprechaun brachte sie selbst zu Bett, deckte sie zu und holte ihr noch die Feenmünze, die er für sie auf den Küchentisch gezaubert hatte.

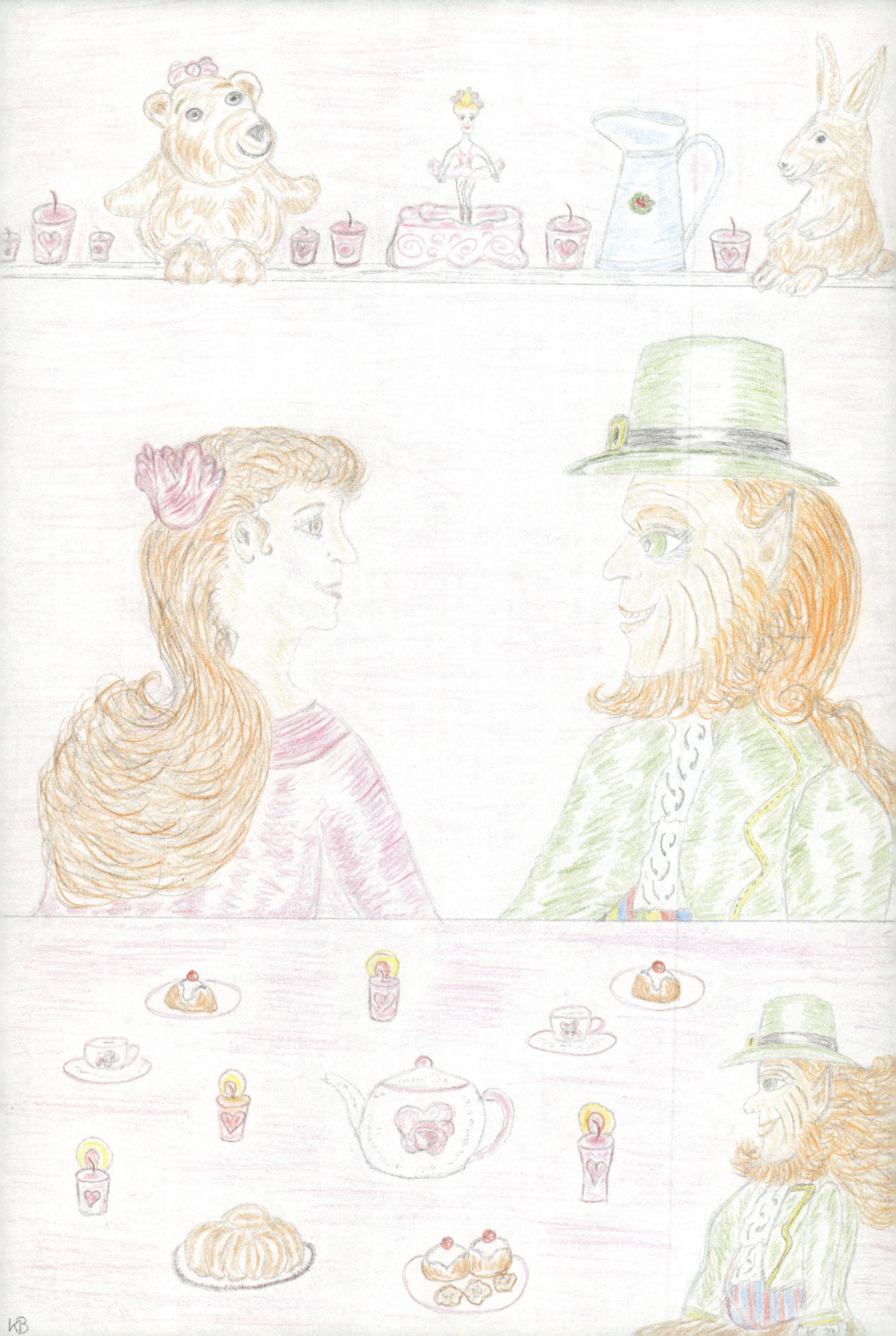

Wenn ich dir noch weitere Münzen schenken werde, hebe alle gut auf und sie werden dir immer Glück bringen, " erklärte der Leprechaun. Willie bedankte sich, und sie verabredeten sich für den nächsten Nachmittag. „Gute Nacht Willie", sagte der Leprechaun zum Abschied und blickte fürsorglich auf sie herab. „Du musst jetzt schnell einschlafen, sonst bist du morgen müde in der Schule." „Da hast du recht", seufzte die kleine Willie. Ich hätte dir gern noch so viel gezeigt." Sie gab ihrem Plüschleprechaun, der neben ihr lag, einen Gute Nacht Kuss. Dann sah sie zum großen Leprechaun hoch, der so wunderhübsch aussah mit seinen grünen gütigen Augen und seinem roten weichen Bart. Vorsichtig gab sie ihm einen liebevollen Gute Nacht Kuss auf sein Bäckchen und er küsste sie zart auf die Stirn. „Schlaf gut", murmelte er, schlüpfte durch die Fensterritze und winkte ihr zum Abschied nochmal zu. Willie schlief glücklich ein. All das kam ihr wie ein süßer Traum vor. Den ganzen nächsten Tag war Willie sehr aufgeregt. Sie konnte es kaum erwarten, den wundervollen Leprechaun wiederzutreffen. Nach den Schularbeiten, bereitete sie Vollkornhäppchen mit Tomate und Gurke vor, nahm Traubenschorle mit, packte alles in einen Korb und lieh sich die beiden Klappstühle ihrer Eltern. Sie war an dem kleinen Flüsschen hinter dem Haus mit dem Leprechaun verabredet. Er wartete schon auf sie und steuerte eine riesige Portion leckeren Salates bei. Willie hatte Traubenschorle mitgebracht. „Meine Eltern und ich sind Vegetarier. Wir essen nur Vollkornprodukte, sehr viel Obst und Gemüse. Das ist gut für das Immunsystem. Wir sind nie krank", erklärte sie dem Leprechaun. Der kleine Leprechaun nickte bewundernd. „Du bist sehr vernünftig und klug. Deshalb will ich dir über uns Naturgeister erzählen: die Feen, Elfen, Wichtel, Kobolde sind Naturgeister, die den Elementen zugeordnet sind – also Luft-, Wasser-, Erd- und Feuergeister. Sie alle haben ihre speziellen

Aufgaben. Jeder Ort in der Natur wird von einer Vielzahl solcher Wesen bewohnt. Ob ein Platz gesund ist und von Feen beschützt wird, siehst du ganz einfach daran, wie kräftig das Grün der Wiese ist, ob und wie schön die Blumen dort blühen und wie die Blätter der Bäume beschaffen sind. Wird ein Ort durch Umweltgifte geschädigt, und da kennen die Menschen ja viele, schwächt das auch die Kräfte der zuständigen Elementargeister. Sie müssen ihn dann verlassen, und alles stirbt dort. In dem kleinen Flüsschen, an dem wir gerade sitzen, leben unzählige kleiner Wasserelfen, die ich dir gern zeigen möchte. Er fasste der kleinen Willie mitten auf die Stirn und erklärte: "Vor Urzeiten, als die Menschen mit den Göttern noch über das atavistische Hellsehen verbunden waren, war auch ihr Stirnchakra, man nennt es auch das dritte Auge, geöffnet." Willie nickte. Ihre Eltern und sie hatten schon oft zusammen meditiert, um ihre Chakren zu reinigen und zu aktivieren. Ursprünglich kam diese Art von Meditation aus Indien. Sie half im Alltag gelassener zu sein und stärkte die Merkfähigkeit. „Ich glaube, dass ich mich im Unterricht dadurch viel besser konzentrieren kann", meinte Willie. Der Leprechaun nickte. „Dein drittes Auge, "er tippte ihr wieder sanft auf die Stirn, „ist kurz davor sich zu öffnen. Dann wirst du hellsichtig werden. Du kannst alle Elementargeister wahrnehmen und mit ihnen kommunizieren. Möchtest du das?" Willie war sprachlos und nickte nur. Und plötzlich veränderte sich alles um sie. Sie hörte eine wunderschöne, überirdische Musik, alle Farben, auch das Sonnenlicht, glänzten viel feiner. Und dann sah sie Scharen von winzigen Elfchen, die durchsichtige, schimmernde Libellenflügel hatten, zarte wundervolle Kleidchen trugen und über das Flüsschen flogen. Alle lächelten ihr zu, und die Luft war von einem göttlichen, irisierenden Duft erfüllt. Willie war wie betäubt. Aber dann sah sie, dass einige Elfchen traurig aussahen und flussaufwärts zeigten, so

20

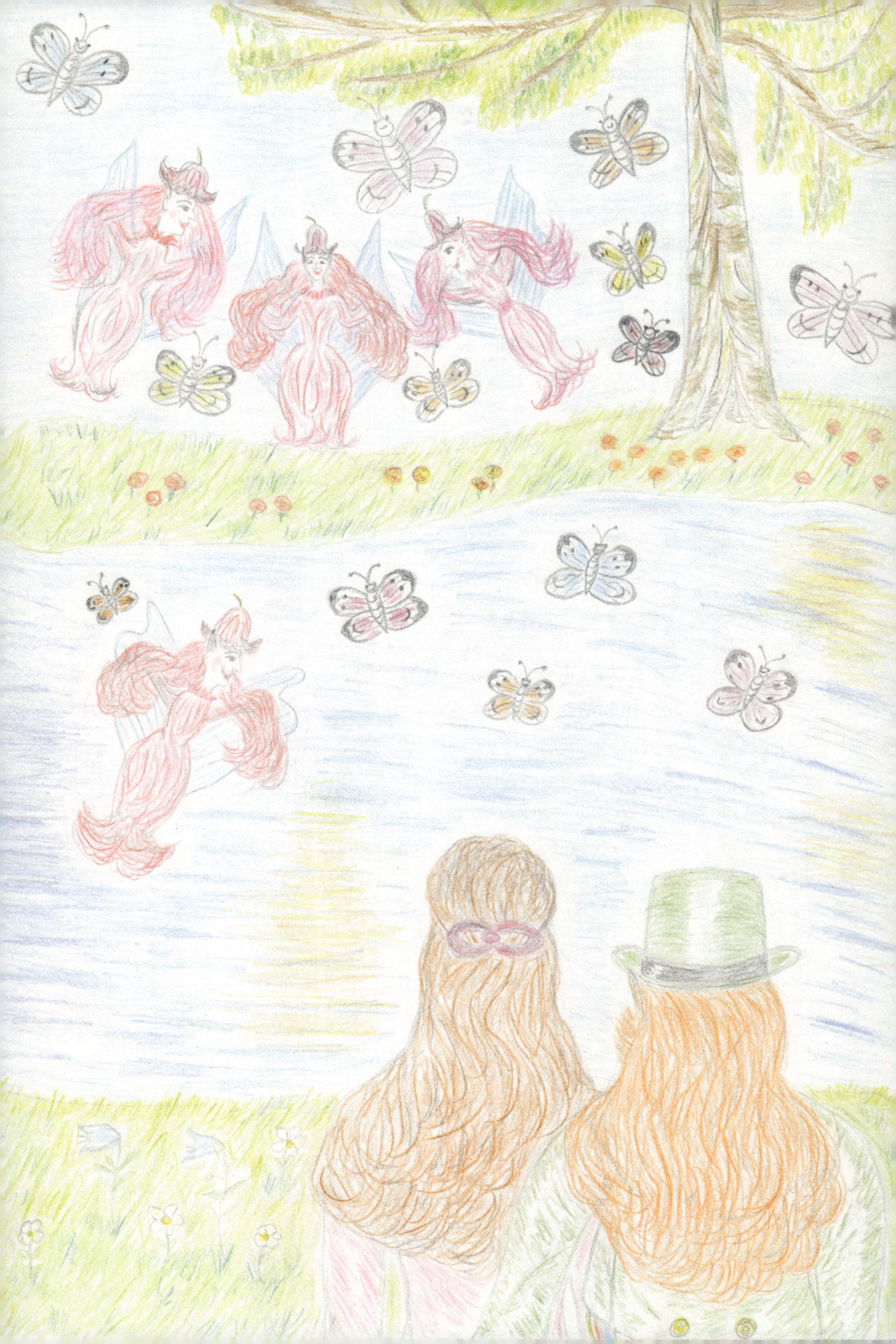

als wollten sie ihr etwas mitteilen. Der Leprechaun hatte seinen Arm um sie gelegt und flüsterte: „Sie brauchen unsere Hilfe. Dort oben sind Äste in den Fluss gefallen und drohen alles zu verstopfen." Sie nahm den Leprechaun an der Hand und wanderte mit ihm zu der beschriebenen Stelle. Die Elfchen folgten ihnen und schienen sehr aufgeregt. Ein Busch war umgestürzt, und seine Äste störten den Lauf des Flüsschens. Der kleine Leprechaun zauberte Willie Gummistiefel und Handschuhe und hielt sie gut an der Hand fest. Willie griff nach dem Stamm des Busches und begann zu ziehen. Es ging langsam aber merkwürdig gut voran, denn die Zauberkraft des Leprechauns und der Flußelfchen half ihr dabei. Sie legte den geborgenen Busch sauber am Flusssand ab, so dass er keinen Schaden mehr anrichten konnte und kehrte mit dem Leprechaun zu ihrer Picknickecke zurück. Sie verabschiedete sich von den Elfchen, die ihnen wieder gefolgt waren, und die sich bei ihr überschwänglich bedankt hatten. Ihre Hellsichtigkeit ließ jetzt nach, und der Ort sah wieder aus wie zuvor. Eine warme Erinnerung an das Geschehene ließ die kleine Willie lächeln. „Das hast du toll gemacht", lobte sie auch der Leprechaun. „Hab ich gern gemacht". Langsam wurde es kühler und dämmrig. Willie wurde sehr still und mochte sich gar nicht mehr vom Leprechaun trennen. Dieser tröstete sie, brachte sie nachhause, und versprach ihr noch an ihr Bett zu kommen, um ihr Gute Nacht zu sagen. Als sie endlich in ihrem Bettchen lag, kam er schnell durch ihre Fensterritze geschlüpft. Er schenkte ihr eine Feenmünze und erzählte ihr von den lustigen Festen, die das Feenvolk gern feiert. Zum Abschied drückte Willie den Leprechaun liebevoll an sich und küsste ihn herzhaft auf sein Bäckchen. Sie wollte ihn gar nicht mehr fortlassen. Er schlug am nächsten Tag ein neues Treffen vor und entschwand winkend durchs Fenster, da er noch dringend Schuhe reparieren musste. *Ihr nächstes Treffen am nächsten Nachmittag fiel buchstäblich ins Wasser. Sie wollten sich wieder am Flüsschen treffen. Willie wartete auch tapfer in voller Regenkleidung, bis der Leprechaun in ziemlicher gedrückter Stimmung, mit einem großen Regenschirm erschien. Regen mochte er überhaupt nicht, der nahm ihm etwas von seiner Zauberkraft. „Ach", stammelte er zur Begrüßung „der Regen macht mich traurig." „Ich wollte dir so gern Farbsymbole erklären, mit deren Hilfe du Kontakt zu den unterschiedlichen Elementargeistern herstellen kannst." „Aber das können wir doch auch in meinem Zimmer", sagte Willie aufmunternd. „Es wird Zeit, dass ich dich mal offiziell zur Teestunde einlade." So gingen beide zu ihrem Häuschen. Willie durch die Vordertür, der Leprechaun unsichtbar durch die Fensterritze. „Wo kommst du denn so schnell wieder her?" fragten ihre Eltern, als sie sich im Hausflur ihrer nassen Kleidung entledigte. „Der Regen ist zu stark, die Elfen spielen heute nicht am Fluss, er ist zu stark für ihre Flügel." „Hast du denn nun eine Elfenfreundin gefunden?" wollte ihre Mutter wissen. „Nein, " stammelte Willie, ich habe mich mit einem männlichen Elfen angefreundet." „Dann lade ihn doch mal ein", meinten ihre Eltern. „Er ist sehr schüchtern, aber er wird euch eines Tages kennenlernen, " erwiderte Willie leise und schlüpfte in ihr Zimmer. Dort wartete der Leprechaun bereits unsichtbar auf sie. Willie bat ihn, sich zu setzen und heizte ihr kleines Öfchen ein. Sie besaß einen eigenen Schnellkocher, den sie mit Wasser befüllte. Dann holte sie ihr schönes Rosen Teegeschirr und brühte dem Leprechaun und sich einen leckeren Erdbeer Sahne Tee auf. Aus ihrem Schrank nahm sie Vollkornkekse. Ebensolchen Toast und ungezuckerte Marmelade holte sie aus der Küche hinzu. Auf ihrem Spieltisch entzündete sie einige bunte Glaswindlichter, die gut zu duften begannen. Der Leprechaun schaute immer noch bekümmert vor sich hin.   Willie erahnte den Grund. Er zitterte etwas, also fror er wohl. Musste er denn auch bei Regen in diesen Lackschühchen herumlaufen? Sie bot ihm die rosa Flauschpantoffeln ihrer großen Puppe an, die er dankend annahm. Dann wickelte sie ihn liebevoll in ihre Decke. Langsam erwärmte sich der Raum, und als sie die erste Tasse Tee gemeinsam getrunken hatten, begann der Leprechaun erleichtert zu lächeln. „Jetzt geht es mir besser, es ist so schön bei dir, Willie." Schließlich ließ er sich Papier und Buntstifte von Willie geben. Er malte alle Farbsymbole auf, die er den entsprechenden Elementargeistern zuordnete.*

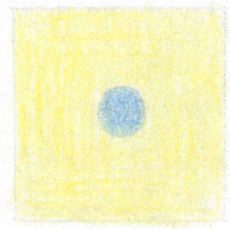

Kobolde: Erde/Luft

Zwerge: Erde/Erde

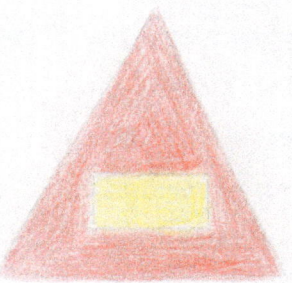

Feuerkobolde: Feuer/Erde

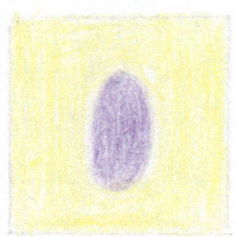

Erzengel: Erde/Äther

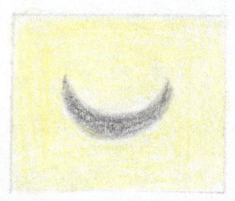

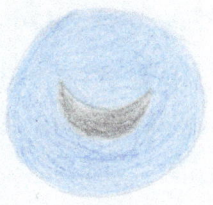

Gnomiden: Erde/ Wasser   *Wasserfeen: Luft/ Wasser*

*Dann meditierten beide und Willies drittes Auge öffnete sich erneut.
Sie konnte nun alle freundlichen Kobolde, Wichtel, Elfen, und Feen,
die um ihr Haus herum wohnten, und sich extra in ihrem Zimmer
versammelt hatten, sehen. Alle begrüßten sie sehr freundlich, und
Willie freute sich, dass so viele liebe Wesen sie und ihre Eltern
beschützten. „Ich würde gern ein kleines Mitternachts
Willkommensfest mit euch feiern", schlug Willie vor. Alle waren
begeistert, und das Fest würde am Samstag um Mitternacht
stattfinden. Dann verabschiedeten sich alle, und Willie und der
Leprechaun blieben allein zurück. Willie war sehr glücklich und
aufgeregt. Sie notierte, was sie für das Fest alles vorbereiten
musste. Der Leprechaun hatte vorgeschlagen, es in seiner Höhle
stattfinden zu lassen, damit Willies Eltern nichts bemerken sollten.
Obwohl sie den Leprechaun eingeladen hatten, meinte er jedoch, es
sei zu früh, mit ihnen Bekanntschaft zu schließen. Willie wollte
Zutaten zu einem Kuchenrezept und einem Häppchenbuffet
beisteuern. Zusammen mit dem Leprechaun würde sie alles in
seiner Höhle vorbereiten und backen. Schließlich beratschlagten sie
noch über das Aussehen der Dekoration, und wie man am besten
wohlschmeckende Zitronenlimonade herstellen könne. Willie*

25

kuschelte sich glücklich unter ihrer rosa Decke an den Leprechaun. „Wollen wir uns unsere Lieblingsgruselgeschichten erzählen?" schlug sie vor. Der kleine Leprechaun nickte. „Du zuerst", sagte er lächelnd. Da erzählte Willie die Geschichte vom Reiter ohne Kopf, der endlich erlöst wurde, als ein mutiger Mann mit ihm zu Pferde ein Wettreiten veranstaltete. Der Leprechaun kannte die Geschichte gut und erzählte seine Lieblingsgruselgeschichte: die wilde Jagd sei ein Geisterheer von unerlösten Kriegern, das angeführt von Gott Odin in den Raunächten und an Halloween herum durch die Wälder zieht. Begegnungen mit der wilden Jagd bringen Unglück. „Es ist sinnvoll, in dieser Zeit keine nächtlichen Wanderungen zu unternehmen", schloss der Leprechaun seine Erzählung. Plötzlich schraken beide hoch, weil es an Willies Tür geklopft hatte. Es waren ihre Eltern, die ihr Gute Nacht sagen wollten. Der Leprechaun machte sich schnell unsichtbar. Als Willies Eltern wieder gegangen waren, brachte er sie zu Bett, deckte sie zu und blieb noch bei ihr, bis sie eingeschlafen war. Dann schlüpfte er durch die Fensterritze und freute sich schon auf den nächsten Nachmittag mit Willie. Das Wetter war lieblich mild geworden und beide konnten sich wieder am Flüsschen hinter dem Haus treffen. Willie hatte unbemerkt von ihren Eltern, in der Stadt Zutaten für die Mitternachtsfeier besorgen können, die sie dem Leprechaun zeigte. Dieser freute sich sehr, und beide machten einen schönen Spaziergang. Er erzählte ihr von den Baumgeistern: „jeder Baum besitzt einen eigenen Schutzgeist, der ihn nährt und für den Erhalt seiner Gesundheit sorgt." Willie berührte eine besonders alte Eiche. „ Bäume sind die Antennen in die feinstoffliche Welt", erklärte der Leprechaun. Und er fuhr fort: „ Deshalb lieben kleine Kinder alte Bäume sehr. Sie spüren, dass sie der Zugang zu ihrer geistigen Märchenwelt sind. Später wird den Kindern oft eingeredet, es gäbe keine geistige Welt, und sie verlieren die Fähigkeit Naturgeister zu sehen." „Meine Eltern sind da zum Glück anders, " erwiderte Willie. „Im nächsten Monat haben wir eine Projektwoche an unserer Schule. Ich würde gern einen Vortrag über die Elementarwesen halten." „Und möchte auch die Kartensymbole erklären, damit jeder, der ernsthaft mit diesen Wesen in Kontakt treten möchte, das erlernen kann. Darf ich das?" „Es würde mich sehr freuen", erwiderte der Leprechaun. „Ich kann dich auch bei der Arbeit an dem Aufsatz unterstützen. Je mehr Menschen von diesen Dingen erfahren, umso größer wird das Energiefeld, das unsere Erde schützen kann." Willie lächelte glücklich. Sie konnte wieder die kleinen fliegenden Elfchen sehen. Endlich wurde es Samstag. Willie war wahnsinnig aufgeregt. Jeden Nachmittag und Abend hatte sie in glücklicher Gesellschaft mit dem Leprechaun verbracht. Zwischen beiden hatte sich eine innigliche Freundschaft entwickelt. Beide verband ihre Liebe zur Natur und den Tieren. Ihre Seelen schwangen auf einer Ebene. Das verband beide so tief miteinander. Außerdem hatten sie denselben Humor. Sie hatten schon oft und herzlich miteinander gelacht. Willies Eltern waren zu Bekannten eingeladen. Willie erwartete sie gegen 19 Uhr zurück. Sie hatte dem Leprechaun alle Zutaten übergeben, und beide waren schon in seiner Höhle gewesen, um Vorbereitungen für das Buffet zu treffen. Der Leprechaun hatte Willie vorgeschlagen einen keinen Erholungsschlaf zu halten. Willie wollte aber nicht ohne den Leprechaun sein. Also überredete sie ihn, seine kleine Werkstatt in ihr Zimmer zu zaubern. Sein zartes gelegentliches Hämmern störte sie nicht. So saß er nun neben ihrem Bett und reparierte Feenschuhe. Willie war eigentlich viel zu aufgeregt, um vorzuschlafen. Doch sie sah ein, dass es notwendig war. Schließlich sollten ihre Eltern nichts bemerken. Der kleine Leprechaun hatte auch ernsthaft vor, sich bei ihren Eltern bald vorzustellen. Dann konnten sie auch mal längere Zeit wegbleiben. Er würde schon gewissenhaft auf Willie aufpassen und sie beschützen. Sie war ja fast 13 Jahre alt und ein sehr vernünftiges Mädchen. Er gab Willie einen kleinen, harmlosen Schlummertrank und suggerierte ihr einen erholsamen Zwei Stunden Schlaf ein. Endlich schlief sie. Nach zwei Stunden erwachte sie fröhlich und lief aufgeregt mit dem Leprechaun in seine Höhle. Zuerst backten sie den Teig für die Brötchen und Häppchen vom Buffet. Als alles fertig war, backten sie ein Riesenblech voll Minikuchen. In der Zwischenzeit belegten sie die Häppchen mit verschieden Käsesorten, Tomaten, Gurken und allerlei Gemüse. Zusätzlich gab es noch leckeren Kopfsalat mit Kräuterdressing. Als alles fertig war, drapierten sie die Häppchen auf Servietten und einen mit Stoffrosen dekorierten Tisch. Die Dekoration hatten sie in der Woche zusammen gebastelt. Dann pressten sie Zitronen aus und stellten eine leckere Limonade her. Willie hatte viel Bastelfolie, Klebstoff und Papierschlangen mitgebracht und außerdem eine bunte Girlande. Die hängten sie zusammen auf. Es machte sehr viel Spaß, sie mit bunten Schlangen zu verzieren. Willie bastelte für jeden Koboldgast ein buntes Hütchen zum Aufsetzen. Damit es nicht vom Kopf fallen konnte, zog sie ein Gummiband am Rand ein. Der Leprechaun staunte, wie schnell und geschickt Willie beim Basteln war. Wir können jedem Kobold noch ein kleines Gastgeschenk machen, " meinte er zu Willie. „Toll, " lachte Willie. „Und was wirst du zaubern?" Der Leprechaun lächelte. Er zauberte viele bunte Glücksbonbons. In jedem versteckte er eine wunderschöne farbige Glasmurmel. Willie war begeistert und gab dem Leprechaun einen herzhaften Kuss auf sein Bäckchen. Beide sahen sich glücklich an. Alles war sehr schön geworden. Willie sah auf ihre Armbanduhr und erschrak. Es war fast 19 Uhr. Beide liefen schnell zum Haus zurück. Tatsächlich trafen ihre Eltern kurze Zeit später ein. Willie und der Leprechaun hatten schon für das Abendessen gedeckt. Die Eltern freuten sich sehr und aßen mit Willie zu Abend, während der Leprechaun sehr leise und unsichtbar in Willies Zimmer Feenschuhe reparierte. Willie half beim Abwaschen, und schaute dann mit ihren Eltern fern. Gegen 21.30 Uhr verabschiedete sie sich. In ihrem Zimmer angekommen, zog sie sich schnell ein wunderschönes langes rosa Kleid für die Feier an. Der Leprechaun machte sich sichtbar und bürstete Willies lange braune Locken. „jetzt siehst du aus wie eine Elfenprinzessin", lobte er sie. Willie war überglücklich. Dann zauberte er noch schnell eine schlafende Doppelgängerin von Willie ins Bett, damit ihren Eltern nichts auffiel. Der Leprechaun nahm Willie an der Hand und schwebte lautlos mit ihr durchs Fenster. Willie war vom Schweben restlos begeistert. „Können wir das nochmal machen?" bettelte sie. „Wenn ich dich zurückbringe", lächelte der Leprechaun. Endlich in seiner Höhle angekommen, zündeten sie noch etliche bunte Windlichter an. Dann meditierten beide zusammen, und Willie wurde wieder hellsehend. Sie hörte zarte Stimmchen, und eilte zum Höhlentor, um es zu öffnen. Die kleinen Kobolde hatten sich tatsächlich schon diskret auf der Wiese vor der Eiche versammelt, wagten aber nicht näherzutreten, weil sie zu früh gekommen waren. Doch Willie und der Leprechaun baten sie fröhlich herein. Nun wurde es lustig! Sie spielten Sackhüpfen, Eierlaufen, Blinde Kuh. Dann plünderten alle das Buffet. Und danach wurde getanzt. Die Kobolde waren sehr musikalisch. Einige von ihnen hatten ihre Instrumente mitgebracht. Alle sangen und tanzten zu irischer Volksmusik. So etwas Lustiges hatte Willie noch nie erlebt. Der Leprechaun war ein sehr charmanter Tänzer. Er freute sich wie schön Willie aussah. Später verteilte er mit Willie die kleinen Kuchen an die Kobolde, die sie

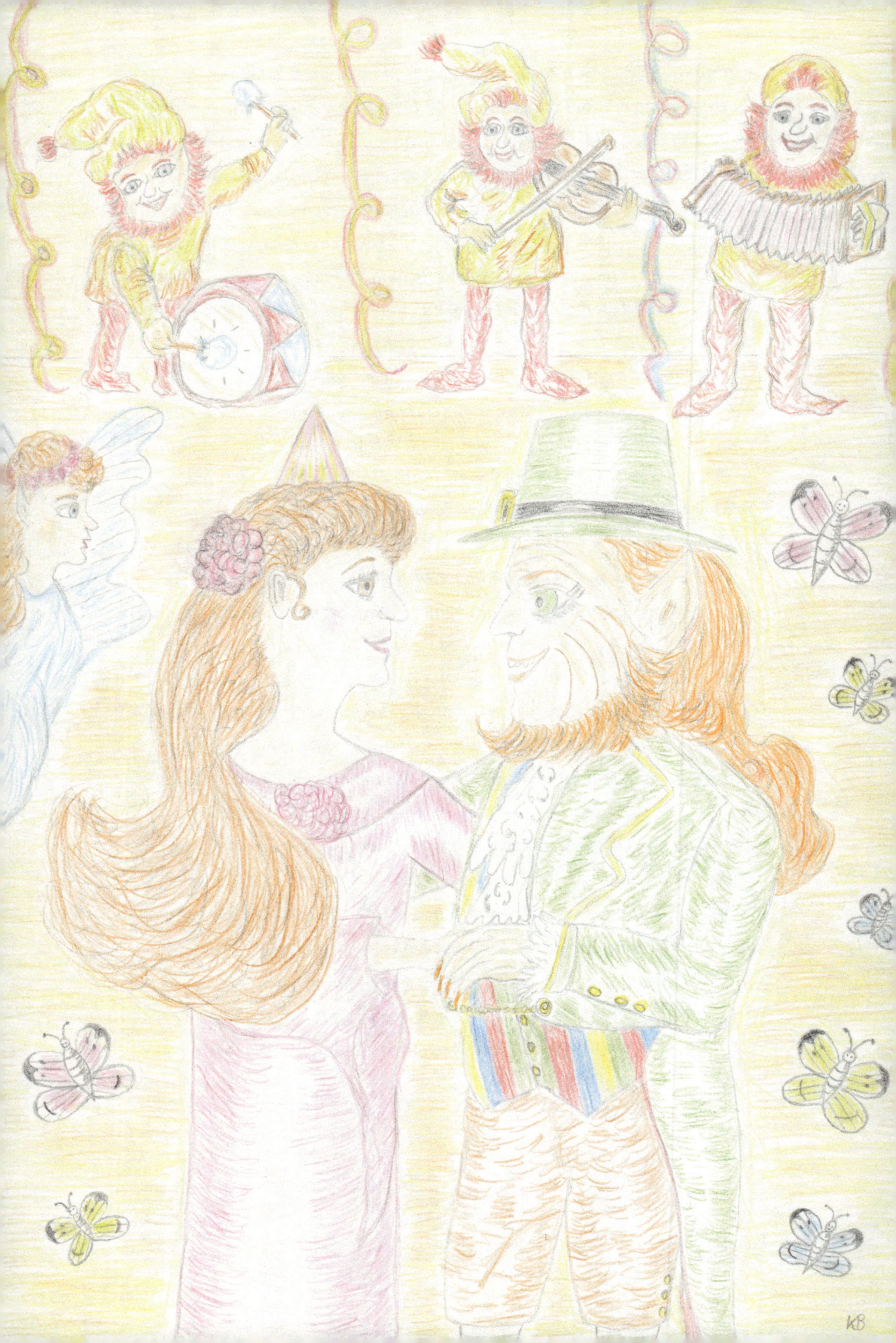

zusammen gebacken hatten. Und dann ging es weiter mit lustigen Tänzen und gemeinsamen Singen. Als später alle etwas müde geworden waren und auf dem Boden sitzend einen Kreis gebildet hatten, verteilte der Leprechaun die Knallbonbons mit den bunten Murmeln an die Kobolde. Dann erzählten sie sich gegenseitig noch einige ihrer Lieblingsgruselgeschichten. Es war schon weit nach Mitternacht, als sich alle herzlich voneinander verabschiedeten. Die Kobolde gingen jedoch nicht, bevor sie dabei geholfen hatten, alles schön aufzuräumen. Als der Leprechaun und Willie wieder allein miteinander waren, tanzten sie noch einige schöne Tänze miteinander. Willie bedankte sich ganz herzlich bei ihm, dass sie ihre Willkommensfeier mit seiner lieben Unterstützung in seiner Höhle feiern durfte. Dann schwebten sie zusammen durch Willies Schlafzimmerfenster. Willie machte sich für die Nacht fertig. Sie kuschelte sich glücklich an den Leprechaun, der ihr liebevoll den Kopf kraulte. „Es war so wunderschön", sagte Willie nachdenklich."Ich habe ja bald Geburtstag. Da könnten wir wieder ein lustiges Fest feiern!" „Das machen wir", erwiderte der Leprechaun fröhlich. „Darauf freue ich mich schon sehr. Träume etwas Schönes, Willie". „Du auch", erwiderte Willie lächelnd. Er blieb noch solange bis sie eingeschlafen war. Dann schwebte er zufrieden aber ermüdet in seine Höhle zurück, kuschelte sich in sein niedliches Plüschbettchen und schlief bald ein. Morgen würde er Willie wiedertreffen, und ihren Geburtstag mit ihr planen. Was für ein schöner Sommer lag noch vor ihnen...